RAPPORT

SUR LE

SERVICE MÉDICAL

DE

L'ASILE DES ALIÉNÉS DE SAINT-YON

Pendant l'année 1840

COMPRENANT LES DOCUMENS RELATIFS AUX ANNÉES
1835, 1836, 1837, 1838, 1839 et 1840

Présenté par M. **PARCHAPPE**, Médecin en chef

A MESSIEURS LES MEMBRES
DU CONSEIL DE SURVEILLANCE ET D'ADMINISTRATION
DE CET ÉTABLISSEMENT

RAPPORT

SUR LE

SERVICE MÉDICAL

DE

L'ASILE DES ALIÉNÉS DE SAINT-YON

Pendant l'année 1840

COMPRENANT LES DOCUMENS RELATIFS AUX ANNÉES
1835, 1836, 1837, 1838, 1839 et 1840

Présenté par M. **PARCHAPPE**, Médecin en chef

A MESSIEURS LES MEMBRES
DU CONSEIL DE SURVEILLANCE ET D'ADMINISTRATION
DE CET ÉTABLISSEMENT

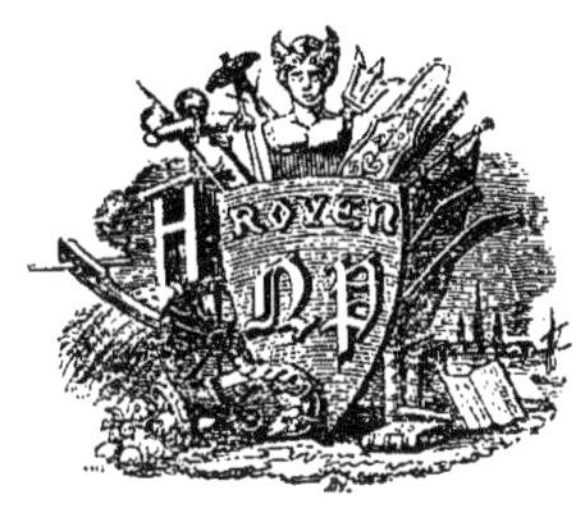

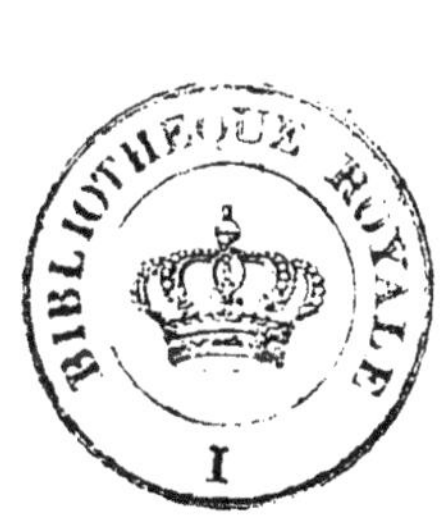

ROUEN
IMPRIMÉ CHEZ NICÉTAS PERIAUX
RUE DE LA VICOMTÉ, 55

1841

RAPPORT

SUR LE

SERVICE MÉDICAL

DE

L'ASILE DES ALIÉNÉS

Pendant l'année 1840.

MESSIEURS,

Depuis que le service médical de l'Asile des aliénés de la Seine-Inférieure m'a été confié, tous mes efforts ont constamment été dirigés vers ce double but : Perfectionner l'institution hospitalière par rapport aux conditions d'existence des malades et aux moyens de traitement ; faire fructifier, au profit de la science, le champ d'observation médicale livré à mes soins.

J'ai la confiance, Messieurs, que ces efforts n'ont pas été sans succès : car, à aucune époque, vos suffrages et votre appui ne m'ont manqué.

L'organisation que j'ai donnée au service médical dès le 1er janvier 1835, m'a permis de recueillir de nombreux documens propres à éclairer l'histoire de la folie, et à mettre en évidence les heureux effets d'un traitement médical appliqué à cette maladie dans un établissement bien ordonné.

Ces documens embrassent aujourd'hui, dans leur ensemble, une période de six années. Je les ai réunis dans des tableaux synoptiques que je mets sous vos yeux, et d'où je ferai ressortir, par induction, les enseignemens que les faits contiennent.

Je joindrai, à cet exposé raisonné, des résultats statistiques, l'énumération des améliorations qui ont été réalisées dans l'Asile, pendant ces six dernières années.

Ainsi se trouvera résumée, à grands traits, l'histoire médicale et statistique de l'Asile pendant cette période.

En ce qui concerne l'année 1840, je me bornerai à indiquer les principaux résultats dont les détails et les développemens seront compris dans le compte rendu des six années.

Le nombre des admissions a été de 211 malades; 103 hommes, 108 femmes.

La population de l'Asile, du 1er janvier 1840 au 1er janvier 1841, s'est accrue de 26 malades; 13 hommes, 13 femmes.

Au 1er janvier 1841, la population consistait en 570 malades; 263 hommes, 307 femmes.

Le nombre des guérisons a été de 96; 47 hommes, 49 femmes.
Proportion des guérisons aux admissions : 1 sur 2 2/10.

Le nombre des décès a été de 71; 34 hommes, 37 femmes.
Proportion des décès à la population : 1 sur 8.

Le nombre des récidives a été de 35; 15 hommes, 20 femmes.
Proportion des récidives aux admissions : 1 sur 6.

Le nombre des incurables à l'entrée a été de 72; 41 hommes, 31 femmes.
Proportion des incurables aux admissions : 1 sur 2 9/10.

Tableau N° 1.

Admissions pendant les années 1835, 1836, 1837, 1838, 1839 et 1840.

Classement des admissions suivant l'espèce d'aliénation mentale, le sexe, la saison et l'Ag[e]

	Folie aigue simple.						Folie Chronique		Folie Convulsive		Folie Paralytique		Folie Epileptique		Imbécillité Sénile.		Imbécillité paralytique		Idiotie Simple.		Idiotie épileptique		Total des	
	Maniaque		Mélancolique		Monomaniaq[ue]																			
	hom.	fem.	hom.	fem.	hom.	fem.	hom.	fem.	hom.	fem.	hom.	fem.	hom.	fem.	hom.	fem.	hom.	fem.	hom.	fem.	hom.	fem.	hom.	fem.
Janvier, Février, Mars	39	47	30	17	2	1	25	30	2	1	18	7	7	4	„	1	1	2	4	3	„	„	128	113
Avril, Mai, Juin	54	63	33	41	3	3	14	24	1	„	25	5	8	3	1	1	„	„	2	1	1	„	142	141
Juillet, Août, Septembre	62	59	27	40	1	1	21	23	2	1	19	8	7	1	„	„	1	„	8	1	1	„	149	134
Octobre, Novembre, Décembre	33	46	21	22	5	1	22	30	1	„	16	5	4	2	„	1	„	„	3	5	„	1	105	113
	188	215	111	120	11	6	82	107	6	2	78	25	26	10	1	3	2	2	17	10	2	1	524	501
Totaux par espèces	403		231		17		189		8		103		36.		4.		4		27		3		1025.	
Au dessous de 20 ans	11	8	9	4	„	„	1	„	„	„	„	„	1	2	„	„	„	„	4	1	1	1	27	16
de 20 à 30	43	47	23	21	1	3	16	10	„	„	„	3	10	1	„	„	„	„	8	6	„	„	101	91
de 30 à 40	62	61	42	38	6	„	21	25	1	2	33	6	6	5	„	„	„	„	3	2	1	„	175	139
de 40 à 50	44	53	23	32	2	1	22	28	5	„	30	9	4	1	„	„	1	1	1	„	„	„	132	125
de 50 à 60	22	24	13	20	1	2	16	20	„	„	10	4	5	1	„	„	„	„	„	1	„	„	67	72
au dessus de 60	6	22	1	5	1	„	6	24	„	„	5	3	„	„	1	3	1	1	1	„	„	„	22	58

STATISTIQUE MÉDICALE DE SAINT-YON.

PENDANT LES ANNÉES 1835, 1836, 1837, 1838, 1839 ET 1840.

ADMISSIONS.

Il me paraît utile de rappeler les motifs de la classification que j'ai adoptée pour les maladies mentales, et de définir les dénominations que j'ai employées, afin de rendre les résultats consignés dans ce travail, comparables à ceux qui font ou feront partie des archives de la science.

Sous le nom générique d'*aliénation mentale* se trouvent comprises trois classes bien distinctes de maladie ayant pour caractère commun un désordre non fébrile de l'intelligence.

J'ai conservé le nom de *folie* à cette classe de maladie qui est caractérisée par un désordre primitif des facultés intellectuelles, affectives ou morales, se développant sous l'influence de causes diverses pendant le cours de la vie.

J'ai appliqué le nom d'*imbécillité* à une classe beaucoup moins nombreuse de maladies, dans lesquelles le désordre de l'intelligence est consécutif, et se développe, pendant le cours de la vie, sous l'influence de l'âge ou d'une maladie cérébrale déterminée.

J'ai restreint le nom d'*idiotie* à cette classe de maladie dans lesquelles l'imperfection de l'intelligence est liée, dès la naissance ou dès les premiers temps de la vie, à un vice de conformation encéphalique.

La folie simple ou compliquée est aiguë ou chronique.

Aiguë, elle peut convenablement se subdiviser, d'après la forme dominante du délire, en maniaque, mélancolique, monomaniaque.

Compliquée, elle est convulsive, paralytique ou épileptique.

L'imbécillité a été distinguée, d'après sa cause, en sénile et paralytique. La dernière qualification exprime le fait de la coïncidence d'une paralysie partielle, effet immédiat de la lésion cérébrale qui a déterminé simultanément ou consécutivement l'affaiblissement des facultés intellectuelles.

(Voir le TABLEAU n° 1.)

Sexe. — Le nombre des admissions d'hommes a dépassé d'une petite quantité le nombre des admissions de femmes.

Hommes, 524 sur 1025;	511 sur 1000
Femmes, 501	489

Forme de la folie. — Le rapport de fréquence entre les diverses formes et espèces de la folie a été le suivant :

	HOMMES	sur 1000.		FEMMES	sur 1000.		DEUX SEXES	sur 1000.
Folie aiguë maniaque. . .	188	374	—	215	443	—	403	408
mélancolique. . .	111	221	—	120	247	—	231	234
Folie chronique simple. . .	82	163	—	107	220	—	189	191
Folie paralytique	78	155	—	25	53	—	103	104
Folie épileptique	26	51	—	10	20	—	36	36
Folie aiguë monomaniaque.	11	22	—	6	12	—	17	17
Folie convulsive	6	12	—	2	4	—	8	8
	502	998		485	999		987	998

Curabilité. — Le nombre des malades présumés incurables au moment de leur admission, a donné les proportions suivantes :

Pour les hommes . . 208 sur 524	—	397 sur 1000
Pour les femmes . . 158 sur 501	—	315
Pour les deux sexes. 366 sur 1025	—	357

Cette différence de curabilité entre les hommes et les femmes tient à la plus grande fréquence de la folie paralytique chez les premiers.

Saisons. — Le nombre des admissions a été beaucoup plus considérable dans les saisons chaudes que dans les saisons froides.

Ce nombre a été :

	PENDANT LES 6 MOIS les plus chauds.		PENDANT LES 6 MOIS les plus froids.	
Pour les hommes . . .	291	555 sur 1000	233	445 sur 1000
Pour les femmes . . .	275	549	226	451
Pour tous les malades.	566	552	459	448

Si l'on ne fait porter les observations que sur les espèces de la folie dont le développement peut être considéré comme ayant été réellement influencé par la saison, en ce que l'époque de l'invasion aurait été généralement voisine de l'époque de l'admission, on trouve, comme expression plus exacte de l'influence réelle des saisons, la formule suivante :

Le nombre des admissions pour la folie aiguë et paralytique a été :

	PENDANT LES 6 MOIS les plus chauds.		PENDANT LES 6 MOIS les plus froids.	
Chez les hommes. .	227	576 sur 1000	167	424 sur 1000
Chez les femmes . .	221	600	147	400
Chez les deux sexes.	448	588	314	412

Enfin, si l'on cherche à distinguer par rapport à l'influence des saisons, les trois formes symptomatiques les plus tranchées de la folie, à savoir : les formes maniaque, mélancolique et paralytique, on trouve les résultats suivants :

CHEZ LES DEUX SEXES.	PENDANT LES 6 MOIS les plus chauds.		PENDANT LES 6 MOIS les plus froids.	
Forme maniaque . .	238	590 sur 1000	165	410 sur 1000
Forme mélancolique.	141	610	90	390
Forme paralytique. .	57	553	46	447

Age. — C'est de 30 à 40 ans que correspond le chiffre le plus élevé des admissions pour tous les aliénés, et aussi pour les aliénés de chaque sexe en particulier.

La folie paralytique appartient presque exclusivement à la période de la vie comprise entre 30 et 50 ans.

Nombre des admissions de malades atteints de folie paralytique dont l'âge était au-dessous de 30 ans, 3 sur 103; 30 sur 1000.

Compris entre 30 et	50	78	758
Au-dessus de	50	22	212

Récidives. — Les observations relatives à la proportion des récidives ne comprennent que cinq années ; elles ont fourni les résultats suivants :

	ADMISSION		RÉCIDIVES.		RAPPORT.
Hommes. . .	465	—	68	—	146 sur 1000
Femmes. . .	443	—	87	—	196
Deux sexes. .	908		155		170

CAUSES DE L'ALIÉNATION MENTALE.

(Voir le TABLEAU n° 2.)

Les causes de l'aliénation mentale distribuées par classes, d'après l'analogie de nature, fournissent les résultats suivants :

	SUR CAUSES CONNUES.				PROPORTION SUR 1000.		
	328	310	638				
	Hom.	Fem.	Total.		Hom.	Fem.	Total.
Causes morales.	172	214	386	—	524	690	605
Excès intellectuels et sensuels . .	104	36	140	—	317	116	219
Causes organiques	42	57	99	—	128	183	155
Causes externes.	9	»	9	—	27	»	14
Grand âge.	1	3	4	—	3	10	6

Si l'on réunit les causes qui se résument en une influence directement exercée sur l'organe dont les fonctions sont troublées dans l'aliénation mentale, c'est-à-dire les suivantes : causes morales, excès intellectuels et sensuels, et causes organiques cérébrales,

On trouve que ces causes réunies sont représentées par la proportion de 915 sur 1000.

Chiffre de ces causes réunies : 314 270 584 957 871 915

Les groupes secondaires de causes se classent, pour la fréquence relative, dans l'ordre suivant :

	CHEZ LES DEUX SEXES.	
	Sur 638.	Sur 1000.
1° Excès sensuels	134	210
2° Famille et affections.	128	200
3° Fortune.	100	157
4° Conservation.	59	93
5° Causes organiques cérébrales . . .	58	90
6° Amour	49	78
7° Causes spéciales à la femme. . . .	30	47
8° Religion.	24	37
9° Réputation	21	33
10° Causes organiques non cérébrales.	11	17
11° Causes externes.	9	14
12° Excès intellectuels	6	9
13° Patrie.	5	7
14° Grand âge	4	6

Tableau N.° 2.

Causes de l'aliénation mentale.

		Hommes	femmes	Total.	Hommes	femmes
Nombre des admissions		522	500	1,022		
Nombre des malades pour lesquels il y a eu défaut de renseig.ts		97	73	170		
Nombre des malades sur lesquels portent les observations		425	427	852		
Causes inconnues		97	117	214	97	117
Grand âge		1	3	4	1	3
Religion	Dévotion exaltée	10	11	21	12	12
	Scrupules de conscience, remords	2	1	3		
Amour	Amour contrarié	9	22	31	15	34
	Jalousie	6	12	18		
amille & affections	Joie à propos d'affections	1	2	3	42	86
	Chagrins domestiques	18	52	70		
	Perte d'une personne aimée, ou inquiétude p.r la vie	23	32	55		
Fortune	Revers de fortune, perte d'argent, inquiétudes à propos d'argent, Procès	50	32	82	60	40
	Misère	6	6	12		
	Vocation contrariée, chang.t de position sociale	4	2	6		
Réputation	Amour-propre blessé	4	3	7	10	11
	Atteintes à la réputation, chagrin à propos de diffam.on	1	8	9		
	Condamnations, craintes de poursuites judiciaires	5	"	5		
Conservation	Frayeur, impression spectacle pénible	15	19	34	29	30
	Pudeur blessée	"	3	3		
	Colère	11	8	19		
	Chagrin à propos d'infirmité accidentelle	3	"	3		
Patrie	Exaltation politique	2	"	2	4	1
	Nostalgie	2	1	3		
		172	214	386		
ices — intellectuels	Excès d'études, de travail intellectuel, veilles	5	1	6	5	1
sensuels	Inconduite, libertinage	4	3	7	99	35
	Excès vénériens	8	"	8		
	Onanisme	9	4	13		
	Abus des boissons alcooliques	78	28	106		
		104	36	140		
Causes ganiques — Cérébrales	Idiotie	17	11	28	38	20
	Maladies nerveuses, Epilepsie	17	6	23		
	Affections cérébrales, apoplexie, meningite	4	3	7		
non cérébrales	maladies aiguës ou chroniques	4	7	11	4	7
uses spéciales à la femme	Grossesse	"	1	1	"	30
	Suites de couches	"	27	27		
	Aménorrhée	"	2	2		
		42	57	99		
auses externes	Insolation	2	"	2	9	"
	Chûte sur la tête	4	"	4		
	Action du mercure	3	"	3		
		9	"	9	425	427
Prédisposition héréditaire		72	66	138		
d.°	en ligne directe	21	26	47		

	CHEZ LES HOMMES Sur 328	Sur 1000			CHEZ LES FEMMES Sur 310	Sur 1000
1° Excès sensuels	99	302	—	1° Famille et affections . .	86	277
2° Fortune	60	183	—	2° Fortune	40	129
3° Famille et affections. . .	42	128	—	3° Excès sensuels	35	113
4° Causes organiq. cérébr.	38	116	—	4° Amour	34	109
5° Conservation	29	88	—	5° Conservation	30	97
6° Amour	15	45	—	6° Causes spéciales à la fem.	30	97
7° Religion	12	36	—	7° Causes organiq. cérébr.	20	63
8° Réputation . . , ...	10	30	—	8° Religion	12	38
9° Causes externes.	9	27	—	9° Réputation	11	35
10° Excès intellectuels . . .	5	15	—	10° Causes organ. non céréb.	7	22
11° Causes organ. non céréb.	4	12	—	11° Grand âge.	3	10
12° Patrie.	4	12	—	12° Patrie	1	3
13° Grand âge . . , ...	1	3	—	13° Excès intellectuels. . . .	1	3
		997				996

Les inductions qui peuvent être tirées de ces résultats, sont conformes à celles que j'ai développées dans mes *Recherches statistiques sur les causes de l'aliénation mentale*, publiées et mises sous vos yeux en 1839.

La prédisposition héréditaire a été constatée dans les proportions suivantes :

Hommes . . .	72 sur	328	—	219 sur 1000
Femmes . . .	66	310	—	213
Deux sexes . .	138	638	—	216

DÉCÈS.

Tableau n° 3.

PROPORTION DES DÉCÈS SUIVANT L'ESPÈCE D'ALIÉNATION MENTALE.

	ESPÈCE D'ALIÉNATION MENTALE.		
	Hommes.	Femmes.	Total.
Folie aiguë maniaque	24	19	43
— — mélancolique . .	10	4	14
— — monomaniaque .	»	1	1
Folie chronique.	56	90	146
— paralytique	70	23	93
— épileptique	10	1	11
Imbécillité paralytique . . .	2	»	2
Idiotie.	4	1	5
Chorée	1	»	1
Totaux.	177	139	316

(Voir le Tableau n° 4.)

NOMBRE DES DÉCÈS ET CHIFFRE DE LA POPULATION TOTALE PENDANT CHAQUE ANNÉE.

	Hommes.	Femmes.	Total.		Hommes.	Femmes.	Total.
1835	24	20	44	—	281	292	573
1836	24	13	37	—	279	314	593
1837	28	33	61	—	304	324	628
1838	36	18	54	—	327	365	692
1839	31	18	49	—	355	361	716
1840	34	37	71	—	353	402	755
	177	139	316	—	1899	2058	3957
Moyennes	29	23	53		316	343	659

NOMBRE DES DÉCÈS RAPPORTÉS A 1000.

	Hommes.	Femmes.	Total.
1835	85	68	77
1836	86	41	62
1837	92	101	95
1838	110	49	78
1839	94	50	68
1840	96	92	94
Moyennes	91	67	80

Tableau N.° 4.

	Folie aiguë						Folie chronique		Folie paralytique		Folie épileptique		Imbécillité paralytique		Idiotie.		Chorée.		Total des		Total
	maniaque		mélancolique		monomaniaque																
	hom.	fem.	hom.	fem.	hom.	fem.	hom.	fem.	hom.	fem.	hom.	fem.	hom.	fem.	hom.	fem.	hom.	fem.	hom.	fem.	
Durée de la maladie depuis l'entrée jusqu'à la mort.																					
Décès pendant le cours du 1.er mois	2	12	5	2	»	»	»	4	12	3	1	1	»	»	»	»	1	»	27	22	49
du 2.e mois	4	»	»	»	»	»	»	4	5	4	»	»	»	»	»	»	»	»	9	8	17
du 3.e mois	5	1	»	»	»	»	2	3	8	»	»	»	»	»	»	»	»	»	15	4	19
du 4.e mois	3	1	»	»	»	»	1	3	1	»	»	»	»	»	»	»	»	»	5	4	9
du 5.e mois	1	»	2	»	»	1	2	4	3	2	»	»	»	»	»	»	»	»	8	7	15
du 6.e mois	»	1	»	»	»	»	1	1	6	»	»	»	»	»	»	»	»	»	7	2	9
de 6 mois à 1 an	2	2	1	2	»	»	1	8	7	3	3	»	»	»	1	1	»	»	15	16	31
de 1 an à 2 ans	1	2	1	»	»	»	3	4	16	3	1	»	2	»	»	»	»	»	24	9	33
après plus de 2 ans	»	»	1	»	»	»	46	59	12	8	5	»	»	»	3	»	»	»	67	67	134
Age des malades décédés.																					
Au-dessous de 20 ans	1	»	1	»	»	»	»	»	»	»	»	»	»	»	2	»	1	»	5	»	5
de 20 à 30	4	3	2	1	»	»	1	2	1	2	1	»	»	»	»	1	»	»	9	9	18
de 30 à 40	5	3	2	»	»	»	11	16	21	5	5	1	»	»	1	»	»	»	45	25	70
de 40 à 50	6	6	2	2	»	»	16	12	24	12	3	»	1	»	»	»	»	»	52	32	84
de 50 à 60	6	4	3	1	»	1	11	20	17	3	1	»	»	»	»	»	»	»	38	29	67
au-dessus de 60 ans	2	3	»	»	»	»	17	40	7	1	»	»	1	»	1	»	»	»	28	44	72
Classement des décès par saisons.																					
Janvier, Février, Mars	8	4	1	1	»	»	21	34	18	10	2	»	»	»	3	1	1	»	54	50	104
Avril, Mai, Juin	1	5	4	1	»	»	16	22	19	4	4	»	1	»	»	»	»	»	45	32	77
Juillet, Août, Septembre	8	»	1	2	»	»	8	13	16	4	2	1	1	»	»	»	»	»	36	27	63
Octobre, Novembre, Décembre	7	3	4	»	»	1	11	21	17	5	2	»	»	»	1	»	»	»	42	30	72

Tableau N° 5.

Causes de la mort.

Nature des causes de la mort.		Folie aigue maniaque hom.	Folie aigue maniaque fem.	Folie aigue mélancolique hom.	Folie aigue mélancolique fem.	Folie aigue monomaniaque hom.	Folie aigue monomaniaque fem.	Folie chronique hom.	Folie chronique fem.	Folie paralytique hom.	Folie paralytique fem.	Folie épileptique hom.	Folie épileptique fem.	Imbécillité paralytique hom.	Imbécillité paralytique fem.	Idiotie hom.	Idiotie fem.	Chorée hom.	Chorée fem.	Total des hom.	Total des fem.	Total général	Totaux par catégories hom.	Totaux par catégories fem.	Totaux par catégories Total.
Encéphale	Marasme cérébral	»	1	»	»	»	»	2	3	21	8	»	»	»	»	»	»	»	»	23	12	35	92	40	132
	Congestion cérébrale	4	1	1	»	»	»	8	8	34	5	5	»	»	»	1	»	1	»	54	14	68			
	Hémorrhagie cérébrale	1	1	»	»	»	»	2	1	1	»	3	»	»	»	»	»	»	»	7	2	9			
	d° de l'arachnoïde	1	»	»	»	»	»	»	»	1	»	»	»	»	»	»	»	»	»	2	»	2			
	Ramollissement cérébral partiel	»	»	»	»	»	»	»	4	1	»	»	»	1	»	»	»	»	»	2	4	6			
	Meningite aigüe et arachnoïdite	»	2	1	»	»	»	»	3	2	3	»	»	»	»	»	»	»	»	3	8	11			
	Hydropisie de l'arachnoïde	»	»	»	»	»	»	»	»	1	»	»	»	»	»	»	»	»	»	1	»	1			
Moëlle épinière	Myélite	»	»	»	»	»	»	»	1	»	»	»	»	»	»	»	»	»	»	»	1	1	»	1	1
Appareil digestif.	Gastrite, Gastro-entérite, Entérite	7	6	3	1	»	»	15	25	1	5	»	1	1	»	»	»	»	»	27	38	65	40	50	90
	Péritonite	1	2	»	»	»	»	5	2	»	»	»	»	»	»	»	»	»	»	6	4	10			
	Fièvre typhoïde	»	»	»	»	»	»	1	2	»	»	»	»	»	»	»	»	»	»	1	2	3			
	Cancer de l'estomac	»	»	»	»	»	»	2	6	»	»	»	»	»	»	»	»	»	»	2	6	8			
	Hématémèse, splénite hémorrhagique	»	»	»	»	»	»	1	»	»	»	1	»	»	»	1	»	»	»	3	»	3			
	Hépatite	»	»	»	»	»	»	1	»	»	»	»	»	»	»	»	»	»	»	1	»	1			
Circulatoire	Maladies du cœur	3	1	»	»	»	»	5	10	2	»	»	»	»	»	1	1	»	»	11	12	23	11	12	23
Respiratoire	Pneumonie, Pleurésie, Bronchite	»	1	1	2	»	»	5	10	2	1	»	»	»	»	»	»	»	»	8	14	22	14	24	38
	Phthisie pulmonaire	2	1	»	»	»	»	4	8	»	1	»	»	»	»	»	»	»	»	6	10	16			
Genito-urinaire.	Maladie granuleuse du rein	1	»	»	»	»	»	»	»	»	»	»	»	»	»	»	»	»	»	1	»	1	1	2	3
	Hydropisie de l'ovaire	»	»	»	»	»	»	»	2	»	»	»	»	»	»	»	»	»	»	»	2	2			
Maladies diverses.	Hydropisie générale	»	1	»	»	»	»	»	»	»	»	»	»	»	»	»	»	»	»	»	1	1	7	2	9
	Suppurations, Gangrène, Erysipèle phlegmoneux	1	1	1	»	»	»	1	»	2	»	»	»	»	»	»	»	»	»	5	1	6			
	Marasme scorbutique	»	»	»	»	»	»	1	»	»	»	»	»	»	»	»	»	»	»	1	»	1			
	Coxalgie avec carie	»	»	»	»	»	»	1	»	»	»	»	»	»	»	»	»	»	»	1	»	1			
Accidens...	Brûlures	»	»	»	»	»	»	»	1	1	»	»	»	»	»	»	»	»	»	1	1	2	3	5	8
	Asphyxie par le froid	»	»	»	»	»	»	»	3	»	»	»	»	»	»	»	»	»	»	»	3	3			
	d° dans accès épileptiques	»	»	»	»	»	»	»	»	»	»	1	»	»	»	»	»	»	»	1	»	1			
	d° par engouement d'alimens	»	1	»	»	»	»	»	»	1	»	»	»	»	»	»	»	»	»	1	1	2			
Causes inconnues	Marasme de cause inconnue	»	»	»	»	»	»	1	»	»	»	»	»	»	»	1	»	»	»	2	»	2	5	1	6
	Mort subite de cause inconnue	2	»	»	1	»	»	1	»	»	»	»	»	»	»	»	»	»	»	3	1	4			
Suicide	Suicide par suspension	»	»	2	»	»	1	»	»	»	»	»	»	»	»	»	»	»	»	2	1	3	2	1	3
	Marasme par inanition volontaire	1	»	1	»	»	»	»	1	»	»	»	»	»	»	»	»	»	»	2	1	3	2	1	3

RAPPORT ENTRE LE NOMBRE DES DÉCÈS DANS CHAQUE ESPÈCE, AVEC LE NOMBRE TOTAL DES DÉCÈS.

	Hommes.	Femmes.	Total.		Hommes.	Femmes.	Total.
Folie aiguë maniaque.	24	19	43	—	141	137	139
— — mélancol. et monom.	10	5	15	—	58	36	48
— chronique simple.	56	90	146	—	329	652	474
— paralytique.	70	23	93	—	412	166	302
— épileptique.	10	1	11	—	58	7	35
Total.	170	138	308	—	998	999	998

Les décès comparés suivant les saisons, fournissent les résultats suivans :

	6 MOIS chauds.	6 MOIS froids.	TOTAL.		PROPORTION SUR 1000.	
Tous les aliénés. .	140	176	316	—	443	557
Hommes	81	96	177	—	457	543
Femmes.	59	80	139	—	424	576

Folie paralytique :

Deux sexes.	43	50	93	—	462	538
Hommes	35	35	70	—	500	500
Femmes.	8	15	23	—	348	652

Folie chronique :

Deux sexes.	59	87	146	—	404	596
Hommes	24	32	56	—	429	571
Femmes.	35	55	90	—	388	612

CAUSES DE LA MORT.

(Voir le TABLEAU n° 5.)

La cause de la mort a été une lésion organique dans

	Hommes.	Femmes.	Total.		Hommes.	Femmes.	Total.
L'encéphale et la moëlle épinière.	92	41	133	—	520	295	420
L'appareil digestif.	40	50	90	—	228	360	285
Le cœur.	14	24	38	—	73	172	120
L'appareil respiratoire.	11	12	23	—	62	86	72
L'appareil genito-urinaire.	1	2	3	—	5	14	9
Divers appareils.	7	2	9	—	40	14	28
	165	131	296	—	932	942	936

La cause de la mort a été un accident :

	Hommes.	Femmes	Total.		Hommes.	Femmes.	Total.
Brûlures	1	1	2	—	5	7	6
Action du froid	»	3	3	—	»	21	9
Asphyxie dans accès épileptique.	1	»	1	—	5	»	3
— par engouement d'alimens.	1	1	2	—	5	7	6
Suicide par suspension	2	1	3	—	11	7	9
Marasme par inanition volontaire	2	1	3	—	11	7	9
	7	7	14	—	40	50	44

La cause de la mort a été inconnue :

5	1	6	—	28	7	19

Chez les aliénés paralytiques, la cause de la mort a été

	Hommes.	Femmes.	Total.		Hommes.	Femmes.	Total.
Dans l'encéphale	61	16	77	—	877	695	827
	sur	sur	sur	—	sur	sur	sur
	70	23	93	—	1000	1000	1000

GUÉRISONS.

(Voir le Tableau n° 6.)

La proportion des guérisons aux admissions a été pour

Tous les aliénés.	418	sur	1025	408	sur	1000
Les hommes	210		524	400		
Les femmes	208		501	415		

Si l'on compare le chiffre des guérisons obtenues au chiffre des admissions, dans chacune des espèces suivantes, on obtient ces résultats :

Folie aiguë :

Deux sexes	371	sur	659	563	sur	1000
Hommes	185		316	585		
Femmes	186		343	542		

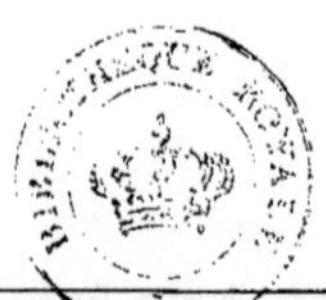

Tableau N.° 6.

Guérisons.

Nombre des guérisons suivant l'espèce d'aliénation mentale.	Nombre total			Malades en récidive.		
	hommes.	femmes.	Total.	hommes.	femmes.	Total.
Folie aiguë maniaque	116	119	235	26	47	73
——— mélancolique	56	65	121	11	18	29
——— monomaniaque	7	2	9	"	"	"
——— convulsive	6	"	6	3	"	3
Folie chronique simple	16	19	35	"	2	2
Folie paralytique	3	1	4	"	"	"
Folie épileptique	6	2	8	1	"	1
	210	208	418	41	67	108

Durée de la maladie.	Folie aiguë maniaque		Folie aiguë mélancolique		Folie aiguë monomaniaque		Folie convulsive		Folie chronique		Folie paralytique		Folie épileptique		Total des		Total général
	hom.	fem.	hom.	fem.	hom.	fem.	hom.	fem.	hom.	fem.	hom.	fem.	hom.	fem.	hom.	fem.	
Guérison pendant le 1.er mois...	4	4	2	"	"	"	2	"	"	"	"	"	1	"	9	4	13
le 2.e	27	15	8	10	3	"	1	"	"	"	"	"	"	"	39	25	64
le 3.e	19	23	16	21	1	1	2	"	"	1	2	"	3	"	43	46	89
le 4.e	16	16	6	5	1	"	1	"	2	1	"	"	"	"	26	22	48
le 5.e	4	10	5	4	1	"	"	"	2	1	"	"	"	"	12	15	27
le 6.e	15	12	3	8	"	"	"	"	2	"	1	1	1	"	22	21	43
de 6 mois à 1 an.....	20	25	10	10	"	1	"	"	2	4	"	"	1	"	33	40	73
de 1 an à 2 ans.....	6	8	4	2	1	"	"	"	1	3	"	"	"	1	12	14	26
après plus de 2 ans...	5	6	2	5	"	"	"	"	7	9	"	"	"	1	14	21	35
Age des malades guéris.																	
au dessous de 20 ans...	8	6	5	5	1	"	"	"	1	"	"	"	"	"	15	11	26
de 20 à 30......	29	25	11	9	1	2	"	"	3	3	"	"	"	1	44	40	84
de 30 à 40......	38	38	22	26	4	"	2	"	5	1	2	1	3	1	76	67	143
de 40 à 50......	23	23	10	17	"	"	4	"	3	6	1	"	2	"	43	46	89
de 50 à 60......	15	12	7	7	1	"	"	"	3	5	"	"	1	"	27	24	51
au dessus de 60......	3	15	1	1	"	"	"	"	1	4	"	"	"	"	5	20	25
Classement des guérisons par saisons.																	
Janvier, Février, Mars,..	18	20	12	14	2	"	1	"	3	1	"	"	1	"	37	35	72
Avril, Mai, Juin.....	29	27	14	16	4	1	2	"	4	4	2	"	2	2	57	50	107
Juillet, Août, Septembre,..	36	29	18	21	"	"	3	"	5	11	1	1	2	"	65	62	127
Octobre, Novembre, Décembre..	33	43	12	14	1	1	"	"	4	3	"	"	1	"	51	61	112

Folie chronique simple :

Deux sexes	35	sur	189	185	sur	1000
Hommes	16		82	197		
Femmes.	19		107	177		

La durée du traitement depuis le jour de l'admission jusqu'à celui de la sortie a offert les résultats suivans :

GUÉRISONS OBTENUES :

	Hommes.	Femmes.	Total.		Hommes.	Femmes.	Total.
Pendant le 1er mois.	9	4	13	—	43	19	31
Pendant le 1er trimestre. . . .	91	75	166	—	433	360	397
Pendant le 2e trimestre. . : .	60	58	118	—	286	278	282
Pendant les 6 premiers mois .	151	133	284	—	719	639	679
Pendant le 2e semestre	33	40	73	—	157	192	174
Pendant la première année. .	184	173	357	—	876	831	854
Pendant la 2e année	12	14	26	—	57	67	62
Pendant les 2 premres années .	196	187	383	—	933	899	916
Après 2 années	14	21	35	—	66	100	83
	210	208	418	—	999	999	999

La comparaison du chiffre des guérisons au chiffre des admissions dans les différentes saisons, laisse dans le doute la question d'une influence de la température sur les chances de guérison :

GUÉRISONS COMPARÉES AUX ADMISSIONS, PENDANT LES 6 MOIS LES PLUS CHAUDS.

	Hommes.	Femmes.	Total.		Hommes.	Femmes.	Total.
Guérisons.	122	112	234	—	419	407	411
Admissions	291	275	566		sur	1000	

PENDANT LES 6 MOIS LES PLUS FROIDS.

Guérisons.	88	96	184	—	377	424	400
Admissions	233	226	459		sur	1000	

TABLEAU GÉNÉRAL DES SORTIES.

	Hommes.	Femmes.	Total.
Avec guérison	210	208	418
Avec amélioration	22	14	36
Sans guérison par la volonté des parens.	59	66	125
par évasion	15	1	16
Total des malades sortis non guéris . . .	96	81	177
Total des sorties sans distinction	306	289	595

La proportion des sorties sans guérison radicale aux admissions, a été pour

Tous les aliénés. .	177 sur	1025	—	172 sur 1000
Les hommes . . .	96	524	—	183
Les femmes. . . .	81	501	—	161

La proportion des évasions à la population moyenne a été pour

Tous les aliénés. .	16 sur	649	—	4 sur 1000
Les hommes . . .	15	316	—	7.90
Les femmes. . . .	1	343	—	0.29

RECHERCHES NÉCROSCOPIQUES.

J'ai continué avec persévérance les recherches d'anatomie pathologique. Je me propose de publier prochainement, in extenso, les documens nécroscopiques que j'ai recueillis et qui forment une collection jusqu'alors unique dans les archives de la science. A mesure que les faits s'accumulent, les inductions qu'ils contiennent acquièrent plus de valeur. Les inductions que j'ai tirées dès la première année se sont confirmées par les résultats de six années de recherches, au moins dans ce que les doctrines ont de plus général et de vraiment fondamental. De telle sorte que je n'aurais aujourd'hui que peu de chose à changer dans les formules à l'aide desquelles j'ai exprimé les résultats de mes observations antérieures, et que je puis me contenter, pour faire connaître le résultat le plus général de ces recherches, de reproduire les termes mêmes de mes précédens rapports.

Rapport de **1835** (**28** juin **1836**) :

«Chaque forme de l'aliénation mentale a son mode d'altération encéphalique propre, et ce mode d'altération peut se résumer sous le point de vue le plus général :

En congestion sanguine des enveloppes et de la surface du cerveau pour la folie aiguë ;

En atrophie des circonvolutions, pour la folie chronique simple ;

En ramollissement inflammatoire de la couche corticale du cerveau, pour la folie paralytique. »

Rapport sur **1837**, comprenant les années **1835**, **1836** et **1837** :

«Presque constamment on trouve dans l'encéphale des aliénés des altérations.

Ces altérations diffèrent de celles qu'on trouve dans l'encéphale des malades non aliénés.

A chaque classe de l'aliénation mentale, folie, imbécillité, idiotie, se rapportent des altérations spéciales caractéristiques.

A chaque espèce de la folie aiguë, chronique, paralytique, épileptique, correspondent des altérations différentes qui peuvent, pour les trois premières, se résumer ainsi :

Folie aiguë, congestion sanguine subinflammatoire à la périphérie du cerveau ;

Folie chronique, atrophie des circonvolutions, surtout dans les lobes antérieurs du cerveau ;

Folie paralytique, ramollissement inflammatoire de la périphérie du cerveau. »

RÉSUMÉ.

Les résultats de toutes ces recherches peuvent se résumer ainsi :

La folie a été plus fréquente : chez les hommes ;
dans les mois les plus chauds ;
entre 30 et 40 ans.

Le nombre des cas de folie paralytique à l'entrée, a été de 104 sur 1000 pour les deux sexes, de 155 pour les hommes, de 53 pour les femmes.

Le nombre des malades présumés incurables au moment de l'admission, a été de 357 sur 1000 pour les deux sexes, 397 pour les hommes, 315 pour les femmes, différence entre les sexes qui tient à la plus grande fréquence de la folie paralytique chez les hommes.

Le nombre des récidives a été de 170 sur 1000, et plus grand chez les femmes (196) que chez les hommes (146).

Les causes cérébrales, celles qui se résument en une influence directement exercée sur le cerveau, sont les causes ordinaires de l'aliénation mentale (915 sur 1000).

Les causes morales l'emportent en fréquence sur toutes les autres causes réunies (605 sur 1000).

Les catégories des causes les plus influentes sont les excès sensuels (210), les intérêts de famille (200), les intérêts de fortune (157).

L'abus des boissons alcooliques est la cause déterminante la plus active (166 sur 1000).

Les causes célébrales sont plus fréquentes chez l'homme (957 sur 1000) que chez la femme (871).

Les causes morales sont plus fréquentes chez la femme (690 sur 1000) que chez l'homme (524).

La catégorie de cause la plus influente est, chez l'homme, celle des excès sensuels (302 sur 1000); chez la femme, celle des intérêts de famille (277 sur 1000).

La cause la plus active est, chez l'homme, l'abus des boissons alcooliques; chez la femme, les chagrins domestiques.

La prédisposition héréditaire a été constatée 219 fois sur 1000.

La moyenne des décès a été de 80 sur 1000 ; plus élevée chez les hommes (91) que chez les femmes (67).

La mortalité, plus grande chez les hommes, explique le fait d'une population actuelle toujours plus grande pour les femmes, bien que le chiffre des admissions d'hommes l'emporte sur celui des admissions de femmes. .

Sur le nombre total des décès représenté par 1000, le contingent de la folie paralytique a été de 302 pour les deux sexes; de 412 pour les hommes, de 166 pour les femmes.

La mortalité a été plus considérable dans les mois les plus froids (557) que dans les mois les plus chauds (443).

La cause de la mort a été une lésion organique dans l'encéphale et la moëlle épinière, 420 fois sur 1000 pour les deux sexes, 520 fois pour les hommes, 295 fois pour les femmes.

La cause de mort la plus fréquente chez les femmes a été une altération organique dans l'appareil digestif, 360 sur 1000.

Pendant la période des six années, on n'a eu à regretter que trois suicides, deux hommes, une femme.

Dans les trois cas, le suicide a été effectué par suspension au moyen de partie des vêtemens du malade.

Dans un cas, le suicide a été effectué le jour même de l'admission, et une heure après l'entrée.

Les évasions ont été rares chez les hommes, un peu moins de 8 sur 1000, et à peu près nulles chez les femmes.

La proportion des guérisons a été de 408 sur 1000 pour tous les aliénés, un peu plus considérable chez les femmes (415) que chez les hommes (400).

La folie aiguë simple a fourni 563 guérisons sur 1000 pour les deux sexes, 585 pour les hommes, 542 pour les femmes.

Sur le nombre total des guérisons, représenté par 1000,

31	ont été obtenues dans le cours du premier mois;
397	dans le cours du premier trimestre;
679	dans le cours du premier semestre;
854	dans le cours de la première année;
916	dans le cours des deux premières années.

Messieurs,

Les faits que je viens de dérouler sous vos yeux démontrent que, dans l'Asile des aliénés de la Seine-Inférieure, pendant la période de 1835 à 1840, les guérisons ont été nombreuses, la mortalité faible, les évasions rares, les suicides très rares.

Ils attestent, dans les limites de ce que peut prouver la statistique, que cet Asile est convenablement dirigé vers le but de son institution.

Pour achever le tableau des efforts tentés et des résultats obtenus dans la voie du perfectionnement graduel de l'établissement, il me reste à récapituler les innovations réalisées pendant cette période de six années, et à signaler des faits qui ne peuvent être mis en évidence par les procédés ordinaires de la statistique.

Pour satisfaire aux exigences d'accroissement d'habitation, résultant de l'augmentation graduelle de la population, de nombreuses et importantes constructions ont été exécutées; et, en même temps que l'établissement est devenu apte à recevoir un plus grand nombre d'habitans, les conditions d'habitation et de classification pour les malades ont été améliorées.

Le quartier des gâteux, hommes, a été agrandi, et disposé de manière à ce qu'une cour spéciale, avec galerie couverte, fût consacrée à ces malheureux, dont la présence, au milieu des autres malades, avait de graves inconvéniens.

Des latrines insalubres ont été déplacées et modifiées avantageusement.

Un quartier a été créé pour les hommes pensionnaires de première et de deuxième classe, et le local abandonné par ces malades a été affecté aux pensionnaires de troisième classe, de telle sorte que les conditions d'habitation, pour ces trois classes de pensionnaires, sont ainsi devenues on ne peut plus satisfaisantes.

Les loges de force, qui, par leur disposition, rappelaient les cachots autrefois destinés aux fous, et qui portaient encore ce nom à Saint-Yon, ont été supprimées et remplacées par un quartier nouveau. Ce quartier, constitué par cinq cellules chauffées au moyen d'un calorifère, et placées entre un corridor intérieur dans lequel s'ouvrent les portes, et une galerie couverte, extérieure, qui communique avec une cour plantée d'arbres, est exclusivement destinée aux malades dont l'agitation excessive ou les mauvais penchans exigent une séquestration plus étroite.

Un réfectoire-chauffoir a été agrandi.

L'agrandissement des deux cours destinées aux hommes agités a été voté, et est en cours de réalisation au moment où je rédige ce rapport.

Cette modification, qui assimile ces cours à la cour Sainte-Claire, du côté des femmes, a le double avantage d'augmenter le nombre des places, et de mieux proportionner, à la quantité des malades, l'étendue de la salle commune qui sert de réfectoire, de chauffoir et d'atelier de travail.

Du côté des femmes, le quartier des pensionnaires de première et de deuxième classe a été agrandi et perfectionné.

La cour Sainte-Thérèse a été ramenée aux dimensions et aux distributions de la cour Sainte-Claire, et la même transformation se réalise actuellement pour la troisième cour.

Une nouvelle distribution des dortoirs destinés aux femmes tranquilles, a permis de les réunir dans une vaste salle commune servant de réfectoire, de chauffoir et d'atelier de travail, de manière à rendre la surveillance plus facile et plus sûre, et la discipline plus exacte.

Sur la limite des deux grandes divisions de l'établissement en côté des hommes et côté des femmes, la séparation a été rendue plus réelle et plus complette au moyen d'une seconde clôture à claire-voie. Les deux quartiers se trouvent ainsi séparés par deux clôtures comprenant, dans leur intervalle, un jardin où les malades ne sont pas admis, et qui a toute la largeur de la façade de l'établissement des bains.

Aux deux extrémités opposées du bâtiment des bains, deux loges de force, malsaines, ont été supprimées et remplacées par deux vestiaires où les malades déposent et reprennent leurs vêtemens à l'entrée et à la sortie du bain.

Une infirmerie pour les dames hospitalières a été provisoirement établie dans une localité convenable.

Une amélioration importante a été introduite dans le régime alimentaire. Le pain blanc a été substitué au pain bis pour les aliénés indigens, et ainsi s'est trouvée effacée une inégalité choquante entre les malades, à propos du pain, cette base de l'alimentation, et s'est trouvée tarie une source incessante de réclamations et de discorde.

Le travail a été encouragé et développé autant que le comportent les ressources locales.

Il a été décidé qu'un jardin, qui appartient à l'Asile, et qui est affermé, serait, à l'expiration du bail, consacré à la culture, ainsi qu'un autre terrain contigu, dont l'acquisition a été votée et réalisée, et qu'ainsi seraient augmentés les moyens de travail pour les hommes.

Le cardage de la laine des matelas à la main, par les femmes aliénées, est une innovation heureuse qui a permis de faire jouir des bienfaits du travail un plus grand nombre de malades.

J'ai réuni, dans un tableau synoptique (voir le Tableau n° 7), les résultats fournis par le travail pendant les six années, d'où il ressort, pour les années 1839 et 1840, du côté des hommes, un progrès très sensible, que l'augmentation des moyens de travail, non encore réalisée à cette époque, me permettra de maintenir dans l'avenir.

On a, dans ces derniers temps, préconisé avec raison les bienfaits du traitement moral dans la folie, et on a cherché à mettre en honneur une nouvelle méthode de traitement moral individuel.

En donnant aux doctrines et aux faits une retentissante publicité, on a eu le tort, à mon avis, de les présenter comme une découverte, méconnaissant ainsi ce que l'antiquité avait enseigné sur la puissance et les règles du traitement moral individuel, et ce que les modernes ont tenté et réalisé pour perfectionner le traitement moral appliqué aux masses dans les établissemens d'aliénés.

L'ordre et la régularité dans tous les actes de la vie commune et privée, la répression immédiate et incessante des fautes de toute espèce, et du désordre sous toutes ses formes, l'assujétissement au silence et au repos pendant certains temps déterminés, l'imposition du travail à tous les individus qui en sont capables, la communauté des repas, les récréations à heure fixe et à durée déterminée, l'interdiction des jeux qui excitent

Tableau N° 7.

Travail.

Années.	Nombre des journées de travail.			Nombre des journées de résidence.			Proportion des journées de travail aux journées de résidence comptées pour 1000.		
	Hommes.	Femmes.	Deux sexes.	Hommes.	Femmes.	Deux sexes.	Hommes.	Femmes.	Deux sexes.
1835	9,323	24,672	33,995	78,910	85,956	164,866	118	287	206
1836	8,212	26,399	34,611	78,830	89,741	168,571	104	294	205
1837	8,037	27,099	35,136	83,148	91,992	175,140	96	294	200
1838	7,469	25,799	33,268	85,056	99,267	184,323	85	259	180
1839	12,757	27,224	39,981	90,376	105,111	195,487	141	259	204
1840	16,316	28,865	45,181	95,445	103,003	198,448	171	280	227.
Totaux....	62,114	160,058	222,172	511,765	575,070	1,086,835			
Moyennes...	10,352	26,676	37,028	85,294	96,845	181,139.	121	276	204.

les passions et entretiennent la paresse, et par dessus tout l'action du médecin imposant la soumission, l'affection et le respect par son intervention incessante dans tout ce qui touche à la vie morale des aliénés: tels sont les moyens de traitement moral qui ne peuvent être employés que dans les maisons spéciales, destinées au traitement de la folie, qui donnent au traitement appliqué dans ces maisons une supériorité incontestable relativement au traitement appliqué à domicile.

Ces moyens, bien qu'on ait avancé le contraire, ne sont négligés dans aucun des établissemens publics ou privés destinés, dans notre pays, au traitement de l'aliénation mentale.

Seulement, leur importance n'est pas partout également sentie, et les ressources qu'ils constituent ne sont pas partout également mises à profit.

Je crois que les différences que présentent les divers établissemens, relativement aux résultats qu'on y obtient, tiennent surtout aux différences qu'ils présentent relativement à l'emploi plus ou moins bien entendu du traitement moral général.

Pénétré de l'importance première du traitement moral général, qui établit et maintient l'ordre et la discipline dans toutes les classes de la population aliénée, qui a une influence réelle et plus grande qu'on ne croit communément sur les guérisons, qui est un point d'appui sûr et un auxiliaire puissant pour le traitement moral individuel dans les cas où le médecin croit devoir y recourir, je me suis appliqué à en développer les moyens, à en étendre la portée, à en agrandir l'influence.

C'est à vous, Messieurs, et à ceux qui ont pu être témoins de l'ordre et du calme qui règnent habituellement à Saint-Yon, qu'il appartient de juger jusqu'à quel point j'ai réussi.

Je me contenterai de citer quelques faits propres à donner un aperçu de la limite atteinte.

Tous les malades prennent leurs repas en commun.

Tous viennent, à la voix des gardiens, se mettre en rang pour être passés en visite, les hommes debout, les femmes assises, et tous gardent, pendant toute la durée de la visite, le repos et le silence.

Les vêtemens sont maintenus propres et en bon ordre.

Point de décorations, point de costumes excentriques, ni d'accoutremens bizarres.

Les malades, pendant la visite, quels que soient le nombre et la qualité des personnes qui accompagnent le médecin, s'abstiennent de toutes réclamations et de toute importunité.

Sur une population de 550 malades, 12 à 15 camisoles de force sont simultanément employées, comme moyens de répression ou de punition.

Du côté des hommes, la camisole n'est employée que très rarement.

Du côté des femmes, 12 camisoles environ sont habituellement employées, moitié pour forcer les femmes à conserver leurs vêtemens, moitié pour les empêcher de se livrer à des actes de violence.

Depuis plusieurs années, deux hommes seulement ont dû être retenus dans les loges de force, à des intervalles variables, pendant un plus ou moins grand nombre de jours. Ces malades, atteints de manie intermittente, n'ont pu jusqu'ici être astreints à garder des vêtemens pendant leurs accès.

Les rixes sont rares et sont sévèrement réprimées.

Ce n'est qu'assez rarement que quelques malades s'abandonnent à l'instinct de la destruction, si exalté chez les fous.

Il est rare qu'ils salissent leurs loges.

Il est très rare que l'on soit forcé de recourir à l'emploi de la sonde œsophagienne pour nourrir les aliénés; on triomphe habituellement de leur obstination par la persuasion et le traitement.

Les moyens de punition et de repression sont les suivans :

1° La réprimande;

2° La privation du travail;

3° Le bain avec éponge;

4° Le bain d'affusion;

5° La douche;

6° La camisole;

7° La privation de la promenade libre dans les jardins;

8° La réclusion pour un ou plusieurs jours dans la cellule.

La réprimande, le bain avec éponge, le bain d'affusion et la douche, sont les moyens de répression le plus fréquemment employés.

Le bain avec éponge est plus fréquemment employé comme moyen de traitement que comme moyen de répression.

Le bain d'affusion, dont la température est rendue variable suivant la saison et les circonstances, de 24 à 16°, est employé beaucoup plus fréquemment dans les mois chauds que dans les mois froids, et est plus souvent un moyen de répression et de punition qu'un moyen de traitement.

La douche, qui est toujours administrée avec beaucoup de précautions et de modération, est exclusivement employée comme moyen de punition pour les fautes graves, notamment pour les actes de violence.

La quantité des bains avec éponge, des bains d'affusion et des douches, peut être évaluée, terme moyen, ainsi qu'il suit :

		Hommes.	Femmes.	Deux sexes.
Bains avec éponge,	par jour.	25	35	60
	par mois.	750	1050	1800
Bains d'affusion,	par mois.	20	30	50
Douches,	par mois.	3	2	5

En terminant ce rapport, qui est de nature à faire concevoir une opinion très favorable de l'Asile des aliénés de la Seine-Inférieure, tant par rapport à l'établissement en lui-même, que par rapport à la manière dont il est dirigé, qu'il me soit permis de me féliciter du concours actif et éclairé qui m'a été constamment prêté par mon honorable ami M. Debouttevillle, directeur de l'établissement, et de rendre hommage à la bienveillante et paternelle sollicitude dont l'institution, destinée au soulagement de la plus triste des infirmités humaines, a été constamment l'objet de la part de M. le baron Dupont-Delporte, préfet de la Seine-Inférieure, et de la part de MM. les Membres du Conseil général et du Conseil d'administration.

Le Médecin en chef,

Parchappe.

3 juin 1841.

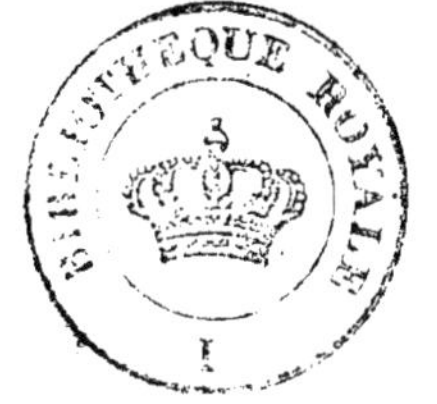

www.ingramcontent.com/pod-product-compliance
Ingram Content Group UK Ltd.
Pitfield, Milton Keynes, MK11 3LW, UK
UKHW020506230726
13925UKWH00005B/2100

9 782014 048599